Indice glycémique bas 2

Recettes délicieuses pour une vie saine

SOMMAIRE :

- 5. Saucisses de Toulouse au Curry de Lentilles et carottes
- 6. Légumes et pois chiches au légumes
- 7. Endives au Blanc de poulet au gratin
- **Idées de desserts et collations**
- 1. Gâteau au citron et aqua faba
- 2. Smoothie banane et chocolat
- 3. Smoothie poire et cannelle
- 4. Compote d'arbouses
- 5. Galettes sucrées à l'okara d'avoine
- 6. Cookies aux flocons d'avoine
- 7. Flan sans Pâte
- 8. Fruits rôtis aux épices
- 9. Gâteau au Sarrasin et banane
- 10. Smoothie pomme-beurre de cacahuète avec graines de chia
- 11. Tranches de pomme avec beurre de cacahuète
- 12. Boules énergétiques au Beurre de Cacahuète
- **Idée de menu pour repas indice glycémique bas**

Présentation de l'Auteur : Ig Bas

Je suis un auteur passionné et un fervent défenseur de la santé et du bien-être. Après avoir profondément transformé mon propre mode de vie grâce à une alimentation à faible indice glycémique, je partage désormais mes connaissances et mes expériences à travers des livres.

Dans ce deuxième ouvrage, "Alimentation à Indice Glycémique Bas : Recettes Délicieuses pour une Vie Saine", j'approfondis encore plus mon engagement envers une alimentation équilibrée. Fort de ma première expérience couronnée de succès, je continue d'explorer les bienfaits d'une cuisine savoureuse, accessible et respectueuse de la santé.

Son Parcours

Suite à des analyses médicales révélant une glycémie préoccupante, j'ai pris la décision de changer radicalement mon mode de vie. En éliminant le sucre et en adoptant une alimentation axée sur des ingrédients à faible indice glycémique, en pratiquant de la marche

journalière et nage en piscine ou mer, j'ai non seulement
perdu du poids, mais j'ai également retrouvé une énergie
et un bien-être remarquables. Mon premier livre a déjà
inspiré de nombreuses personnes à faire de même, et ce
nouveau volume s'inscrit dans la continuité de cette
démarche.

Ce que Vous Trouverez dans ce livre

- Des conseils pratiques : Des astuces sur comment intégrer ces recettes dans votre quotidien et améliorer votre santé sans renoncer au plaisir de bien manger.

- Guides Nutritionnels : Une explication détaillée de ce qu'est l'indice glycémique et pourquoi il est crucial pour maintenir une bonne santé.

- Des Recettes Savoureuses : Des recettes faciles à préparer, allant des plats principaux aux desserts, qui prônent la diversité et le goût tout en restant fidèles aux principes d'une alimentation à faible indice glycémique.

Ig Bas dédie ce livre à tous ceux qui sont en quête d'un mode de vie plus sain. Avec une approche motivante et des conseils accessibles, il démontre une fois de plus que des choix alimentaires simples peuvent avoir un impact considérable sur notre bien-être général.

Suivez Ig Bas dans cette aventure culinaire et découvrez comment un changement de perspective sur la nourriture peut transformer votre vie.

Conseils Pratiques pour Intégrer des Recettes à Indice Glycémique Bas

1. Planifiez vos Repas :
   - Consacrez un moment chaque semaine pour planifier vos repas. Cela vous permettra de choisir des recettes à basse teneur en indice glycémique et de faire une liste de courses en conséquence, évitant ainsi les choix impulsifs.

2. Préparez à l'Avance :
   - Cuisinez en grande quantité et congelez des portions de vos recettes préférées. Cela vous facilitera la tâche les jours où vous n'avez pas le temps de cuisiner.

3. Utilisez des Ingrédients de Base :
   - Stockez des aliments à faible indice glycémique dans votre cuisine, comme des légumineuses, des grains entiers, des légumes frais et des noix. Avoir ces

ingrédients à portée de main vous incitera à préparer des plats sains.

4. Modifiez Vos Recettes Préférées :
   - Adaptez vos recettes classiques en remplaçant les ingrédients à indice glycémique élevé par des alternatives plus saines. Par exemple, utilisez de la farine d'amande au lieu de la farine blanche ou optez pour des édulcorants naturels au lieu du sucre raffiné.

5. Mangez en Conscience :
   - Prenez le temps de savourer chaque bouchée de vos repas. Cela vous aidera non seulement à apprécier les saveurs, mais aussi à mieux réguler votre appétit.

6. Incorporez des Légumes à Tous Vos Repas :
   - Ajoutez des légumes à chaque plat, qu'il s'agisse de salades, de soupes ou de plats principaux. Ils sont riches en fibres et en nutriments tout en ayant un impact minimal sur votre glycémie.

7. Hydratez-vous Correctement :
   - Buvez beaucoup d'eau tout au long de la journée(1,5 litres à 2 litres d'eau/jour). Remplacez les boissons

sucrées par des infusions ou des eaux aromatisées sans sucre pour satisfaire vos envies de saveurs.

8. Faites des Collations Saines :

   - Préparez des collations saines comme des noix, des bâtonnets de légumes avec du houmous, ou des fruits frais. Cela peut vous aider à éviter les grignotages malsains.

9. Écoutez Votre Corps :

   - Apprenez à reconnaître les signaux de la faim et de la satiété. Mangez quand vous avez réellement faim et arrêtez-vous quand vous êtes rassasié.

10. Partagez Vos Repas :

   - Invitez votre famille ou vos amis à partager un repas préparé à partir de recettes à indice glycémique bas. Cela rendra l'expérience culinaire encore plus agréable !

En intégrant ces conseils pratiques dans votre quotidien, vous pourrez facilement adopter une alimentation à indice glycémique bas sans sacrifier le plaisir de bien manger. Prendre soin de votre santé peut devenir une expérience délicieuse et gratifiante !

Qu'est-ce que L'Indice Glycémique et Pourquoi il est Crucial pour la Santé ?

Qu'est-ce que l'indice glycémique ?
L'indice glycémique (IG) est une mesure qui classe les aliments en fonction de leur impact sur les niveaux de glucose (sucre) dans le sang après leur consommation. Les aliments à indice glycémique élevé (comme le pain blanc, les sucreries et les aliments transformés) provoquent une augmentation rapide de la glycémie, tandis que ceux à indice glycémique bas (comme les légumes, les légumineuses et les grains entiers) entraînent une élévation plus lente et plus stable du taux de sucre dans le sang.

Voici comment l'IG est généralement classé :
- IG bas : 0 à 55
- IG modéré : 56 à 69
- IG élevé : 70 et plus

Pourquoi l'Indice Glycémique est-il crucial pour la Santé?

1. Contrôle de la Glycémie :
   - Les aliments à indice glycémique bas aident à stabiliser les niveaux de glucose dans le sang, réduisant le risque de pics et de chutes soudaines de la glycémie. Cela est particulièrement important pour les personnes atteintes de diabète ou qui cherchent à prévenir cette maladie.

2. Gestion du Poids :
   - Les aliments à IG bas sont généralement plus riches en fibres et en nutriments, ce qui favorise la satiété. Cela peut aider à réduire les fringales et les grignotages, facilitant ainsi la gestion du poids à long terme.

3. Énergie Durable :
   - Consommer des aliments à indice glycémique bas permet de maintenir un niveau d'énergie constant tout au long de la journée. Cela évite les coups de fatigue liés aux fluctuations de la glycémie souvent causées par des aliments à IG élevé.

4. Prévention des Maladies Chroniques :

   - Une alimentation riche en aliments à faible indice glycémique est associée à un risque réduit de développer des maladies chroniques, telles que les maladies cardiaques, l'obésité, et certains types de cancer. Cela est dû à l'amélioration globale de la santé métabolique et à la réduction de l'inflammation dans le corps.

5. Meilleure Qualité Alimentaire :

   - Souvent, les aliments à IG bas, comme les fruits, les légumes, les noix et les grains entiers, sont moins transformés et contiennent davantage de nutriments essentiels. En intégrant ces aliments dans votre alimentation, vous favorisez un équilibre nutritionnel optimal.

Conseils Nutritionnels pour Intégrer l'Indice Glycémique Bas dans Votre Alimentation :

- Choisissez des Grains Entiers : Optez pour des céréales et des pâtes complètes plutôt que des produits raffinés.
- Consommez des Légumineuses : Intégrez des lentilles, des haricots et des pois chiches dans vos plats pour augmenter la teneur en protéines et en fibres.
- Privilégiez les fruits et légumes : Favorisez les fruits entiers plutôt que les jus et choisissez une variété de légumes frais à chaque repas.
- Limitez les Sucres Ajoutés : Évitez les aliments transformés riches en sucres ajoutés et apprenez à lire les étiquettes alimentaires.
- Équilibrez vos repas : Combinez des glucides à IG bas avec des protéines maigres et des graisses saines pour une satiété prolongée.

En accordant plus d'attention à l'indice glycémique de vos aliments, vous pouvez prendre des décisions alimentaires plus éclairées, améliorer votre santé générale et découvrir une alimentation plus savoureuse et satisfaisante.

Voici quelques trucs et astuces pour vous aider à abaisser l'indice glycémique de vos repas et à mieux gérer votre glycémie :

Trucs et Astuces pour Baisser l'Indice Glycémique

1. Préférez les Aliments Entiers :
   - Choisissez des aliments non transformés, comme des légumes, des fruits entiers, grains entiers et des protéines nommées. Évitez les aliments raffinés et transformés qui contiennent souvent des sucres ajoutés.

2. Optez pour des Grains Entiers :
   - Remplacez le pain blanc, le riz blanc et les pâtes raffinées par leurs versions complètes (pain complet, riz brun, pâtes de blé entier). Ces aliments ont un indice glycémique plus bas et sont également plus riches en fibres.

3. Incluez des Protéines et des Graisses Saines :
   - Ajoutez des sources de protéines (comme les viandes
maigres, le poisson, les œufs, les légumineuses) et des
graisses saines (comme l'avocat, les noix, l'huile d'olive)
à vos repas. Cela ralentit la digestion et l'absorption des
glucides, réduisant ainsi les pics de glycémie.

4. Mangez des Aliments Riches en Fibres :
   - Augmentez votre consommation de fibres en
intégrant des légumes, des fruits, des graines et des
légumineuses dans votre alimentation. Les fibres aident à
ralentir l'absorption des glucides et à stabiliser la
glycémie.

5. Ne Sautez Pas de Repas :
   - Mangez régulièrement tout au long de la journée pour
éviter les baisses de glycémie qui peuvent provoquer des
envies de sucre. Des repas équilibrés et des collations
saines maintiennent vos niveaux d'énergie stables.

6. Utilisez des Édulcorants Naturels :
   - Si vous avez besoin d'un peu de douceur, optez pour
des édulcorants naturels comme la stevia ou le sirop
d'érable en petites quantités, plutôt que du sucre raffiné.

7. Privilégiez les Méthodes de Cuisson :

   - Préparez vos aliments par cuisson à la vapeur, au four, à la broche ou grillés, au lieu de les frire. Ces méthodes permettent de conserver les nutriments et d'éviter les graisses ajoutées qui peuvent influencer négativement votre glycémie.

8. Évitez de Manger en Vitesse :

   - Prenez le temps de manger et savourez chaque bouchée. Cela aide à mieux réguler l'appétit et à éviter de consommer trop de glucides en peu de temps.

9. Misez sur les Légumes Crus :

   - Consommer des légumes crus ou légèrement cuits (comme à la vapeur) peut aider à diminuer l'indice glycémique des aliments que vous consommez. La cuisson longue peut augmenter l'IG de certains aliments.

10. Faites Attention aux Portions :

   - Limitez la taille de vos portions, surtout des aliments à indice glycémique plus élevé. Même des aliments sains peuvent avoir un impact sur votre glycémie s'ils sont consommés en excès.

11. Hydratez-vous :

   - Buvez beaucoup d'eau et évitez les boissons sucrées.
L'hydratation aide à maintenir un métabolisme sain et à
réguler l'envie de sucre.

12. Ajoutez des Épices :

   - Certaines épices comme la cannelle, le curcuma et le
gingembre peuvent aider à réguler la glycémie.
Intégrez-les dans vos plats pour donner de la saveur et
des bienfaits supplémentaires.

En appliquant ces trucs et astuces, vous pouvez modifier
votre alimentation pour favoriser des choix sains à faible
indice glycémique, contribuant ainsi à stabiliser votre
glycémie et à améliorer votre bien-être général.

Voici une liste de sources de protéines saines que vous pouvez intégrer à votre alimentation pour aider à stabiliser votre glycémie et améliorer votre santé :

Sources de Protéines à Consommer

1. Viandes maigres :
    - Poulet (poitrine, cuisse sans peau)
    - Dinde
    - Boeuf maigre (comme le filet ou le contre-filet)
    - Porc (filet mignon)

2. Poissons et Fruits de Mer :
    - Saumon (riche en oméga-3)
    - Truite
    - Sardines
    - Maquereau
    - Crevettes

3. Oeufs :
    - Oeufs entiers ou blancs d'œufs, une excellente source de protéines de haute qualité.

4. Légumineuses :
   - Lentilles
   - Pois chiches
   - Haricots noirs
   - Haricots rouges
   - Fèves (comme les fèves blanches ou les fèves des marais)

5. Produits Laitiers :
   - Yaourt grec (préférable sans sucre ajouté)
   - Fromage blanc
   - Lait (ou lait végétal enrichi en protéines)

6. Fruits à Coque et Graines :
   - Amandes
   - Noix de cajou
   - Noix
   - Graines de chia
   - Graines de lin
   - Graines de tournesol

7. Substituts de viande :
   - Tofu (riche en protéines et versatile)

- Tempeh (source fermentée de soja avec une meilleure digestibilité)
- Seitan (à base de gluten de blé, riche en protéines)

8. Céréales Complètes :
- Quinoa (considéré comme un grain complet et bonne source de protéines)
- Avoine (notamment de l'avoine entière)

Conseils pour Intégrer Plus de Protéines dans Votre Alimentation :

- Ajoutez des légumineuses à vos salades et soupes.
- Préparez des omelettes avec des légumes et des épices pour le petit-déjeuner.
- Choisissez des collations à base de yaourt grec avec des fruits et des noix.
- Optez pour du poisson au moins deux fois par semaine.
- Explorez des plats à base de tofu ou de tempeh (produit alimentaire à base de graines de soja fermentées, c'est une source riche en protéines, reconnue pour ses nombreux bienfaits nutritionnels) en les marinant et en les grillant.

En intégrant ces sources de protéines dans votre
alimentation, vous favorisez non seulement un meilleur
contrôle de la glycémie, mais vous apportez également à
votre corps les nutriments nécessaires pour une santé
optimale.

**Voici quelques idées d'entrées savoureuses et
adaptées à un index glycémique bas (IG bas)**

Voici une recette de salade de quinoa et légumes avec des
proportions précises pour chaque ingrédient :

Salade de quinoa et légumes

Ingrédients pour 4 personnes :

- 200 g de quinoa cru ou boulgour(environ 600 g cuit)
- 1 poivron rouge, coupé en dés
- 1 poivron jaune, coupé en dés
- 1 poivron vert, coupé en dés
- 1 concombre, coupé en dés
- 200 g de tomates cerises, coupées en deux
- 1 avocat, coupé en dés (optionnel)
- 3 cuillères à soupe de jus de citron (environ 1 à 2
citrons)
- 4 cuillères à soupe d'huile d'olive
- Sel et poivre au goût

- 1/2 tasse d'herbes fraîches (persil ou coriandre),
hachées

Préparation :

1. Cuisson du quinoa :
  - Rincez le quinoa sous l'eau froide pour enlever son
amertume.
  - Dans une casserole, portez à ébullition 600 ml d'eau
(ou 2 volumes d'eau pour 1 volume de quinoa).
  - Ajoutez le quinoa et une pincée de sel. Réduisez le
feu à moyen-doux, couvrez et laissez mijoter pendant
environ 15 minutes, ou jusqu'à ce que l'eau soit absorbée
et que le quinoa soit tendre.
  - Retirez du feu, laissez reposer 5 minutes, puis aérez
avec une fourchette.

2. Préparation des légumes :
  - Pendant que le quinoa cuit, préparez les poivrons, le
concombre, les tomates cerises et l'avocat (optionnel).
Mettez-les dans un grand bol.

3. Assembler la salade :
   - Ajoutez le quinoa cuit et refroidi aux légumes dans le bol.
   - Arrosez avec le jus de citron et l'huile d'olive. Assaisonnez avec du sel et du poivre.
   - Ajoutez les herbes fraîches hachées et mélangez délicatement pour bien combiner tous les ingrédients.

4. Servir :
   - Réfrigérer la salade pendant environ 30 minutes avant de servir pour permettre aux saveurs de se mélanger, ou servez immédiatement.

 Suggestions :
- Vous pouvez ajouter d'autres ingrédients selon vos goûts, comme des olives, des radis, des noix ou des graines pour plus de croquant.
- Cette salade est parfaite pour un repas léger, en accompagnement ou pour un pique-nique.

Profitez bien de votre salade de quinoa et légumes !

Salade boulgour aux légumes

Boulettes quinoa et pois chiches

Incroyable ! Cette recette de quinoa et de pois chiches est meilleure que la viande ! Recette de pois chiches riches en protéines ! [Vegan]

Ingrédients :
240 g de pois chiches en conserve
90g (1/2 tasse) de quinoa rincé
60 g de noix hachées
1 oignon
2 gousses d'ail
2 moitiés de poivrons 1 rouge et 1 jaune ou 1 entier au choix

Instructions:
 1ère Cuisson du Quinoa :
 Rincez bien le quinoa et placez-le dans une casserole avec de l'eau (rapport eau / quinoa 2:1).

Cuire environ 15 minutes jusqu'à ce qu'ils soient
complètement cuits et mousseux. Égoutter l'excès d'eau
et réserver.

2ème Préparez les pois chiches :
Égouttez les pois chiches et écrasez-les à la fourchette
dans un grand bol. Vous pouvez également utiliser un
robot culinaire pour obtenir une texture plus onctueuse.

3ème Faire revenir l'oignon et l'ail :
Dans une poêle légèrement huilée, faire revenir l'oignon
émincé à feu moyen jusqu'à ce qu'il soit tendre (environ
3-4 minutes).
Ajouter l'ail émincé et les graines de cumin et cuire
encore une minute jusqu'à ce qu'ils soient parfumés.

4. Mélangez les ingrédients :
Dans le bol contenant la purée de pois chiches, ajoutez
le quinoa cuit, l'oignon et l'ail sautés, les noix moulues,
la chapelure (ou la chapelure de pois chiches) et la levure
nutritionnelle (le cas échéant).

Assaisonner avec des poivrons doux, des herbes
séchées, des flocons de piment coréen (facultatif) et du
sel au goût.
Mélangez bien le tout jusqu'à ce que tous les ingrédients
soient bien combinés.

5. Formez les boules :
Préchauffer le four à 350°F (180°C).

Graisser légèrement ou tapisser une plaque à pâtisserie
de papier sulfurisé.
Avec vos mains, formez des boules de 30 g avec le
mélange et déposez-les sur la plaque préparée.
Vaporiser ou badigeonner légèrement les boules d'huile
pour les aider à devenir croustillantes au four.

6. Cuire :
Cuire au four pendant 15 minutes ou jusqu'à ce que les
boules soient dorées et légèrement croustillantes à
l'extérieur.

Suggestions de présentation :

Avec sauce : Servir avec du yaourt sans produits laitiers, de la crème ou une sauce tomate épicée.

Avec salade : Accompagnez-le d'une salade verte fraîche pour un repas complet et nutritif.
Collation ou apéritif : À déguster comme collation riche en protéines ou comme apéritif avec une sauce.

boulettes quinoa/boulgour, pois chiches, poivrons

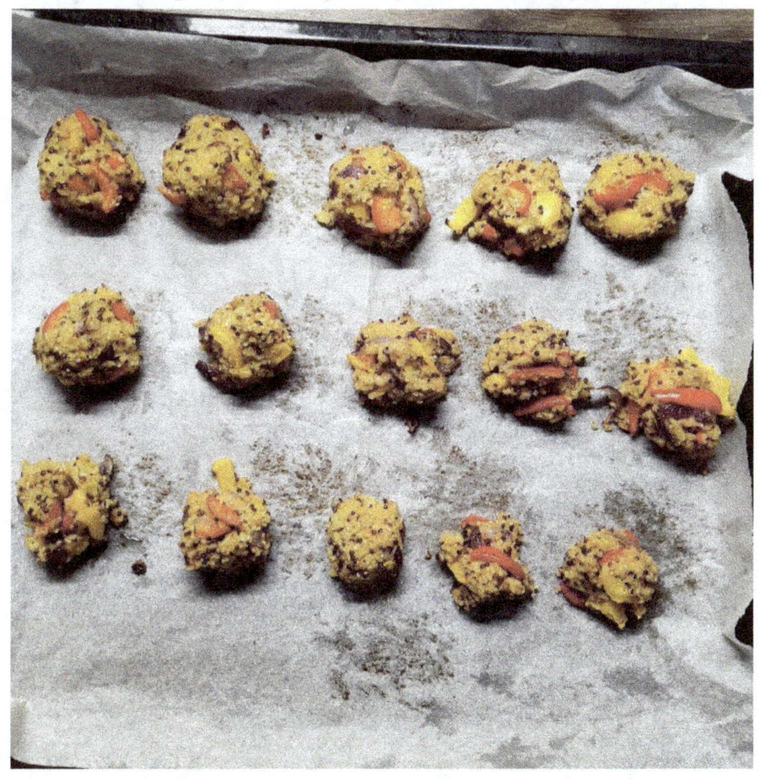

Conseils de cuisine :

Quinoa : Assurez-vous que le quinoa est bien égoutté pour éviter un excès d'humidité dans le mélange.

Texture : Pour un mélange plus onctueux, utilisez un robot culinaire pour broyer les pois chiches et mélanger les ingrédients.

Assaisonnement : Ajustez l'assaisonnement à votre goût ; ajoutez des flocons de piment supplémentaires pour plus de piquant ou augmentez les herbes séchées pour plus de saveur.

Avantages nutritionnels :
Riche en protéines : les pois chiches, le quinoa et les noix constituent une excellente source de protéines végétales.

Riche en fibres : favorise une digestion saine et vous rassasie plus longtemps.
Vitamines B : La levure nutritionnelle offre une saveur de fromage tout en ajoutant de précieuses vitamines B.

Informations diététiques :

Sans gluten : utilisez de la chapelure de pois chiches ou de la chapelure sans gluten.

Sans produits laitiers et végétalienne : Cette recette est naturellement sans produits laitiers et 100 % végétale.

Stockage:

Réfrigérer : Conservez les restes dans un contenant hermétique au réfrigérateur jusqu'à 3 jours.
Réchauffage : Faites-les chauffer au four à 180°C (350°F) pendant 10 à 12 minutes pour conserver leur croustillant.

Pourquoi vous allez adorer cette recette :

Facile à préparer : Avec des étapes et des ingrédients simples, il est très facile à préparer.

Nutritif et rassasiant : une alternative saine et riche en protéines aux boulettes de viande traditionnelles.

Polyvalent : servez-les de différentes manières pour différents repas.

Conclusion:

Ces boulettes de pois chiches rôtis et de quinoa sont un ajout délicieux et nutritif à votre rotation de repas. Que vous recherchiez un plat principal sain ou une collation santé, ces portions riches en protéines sauront vous satisfaire. Essayez-les avec votre sauce préférée et profitez d'une explosion de saveur et de nutrition !
Source de protéines.

Voici une recette simple et délicieuse de sauce au yaourt, qu'ils soient salés ou sucrés. Cette sauce est légère et pleine de saveurs, parfaite pour accompagner vos galettes.

Sauce au Yaourt

Ingrédients :
- 250 g de yaourt nature (naturel, grec ou à base de plantes)
- 1 cuillère à soupe de jus de citron
- 1 gousse d'ail, émincée ou pressée (optionnel)
- 1 cuillère à café de cumin en poudre ou de paprika (ajustez selon votre préférence)
- 1 cuillère à soupe d'huile d'olive
- Sel et poivre au goût
- Herbes fraîches (comme la menthe, le persil ou la coriandre), hachées finement (optionnel)

Instructions :

1. Mélanger les ingrédients :
   - Dans un bol, ajoutez le yaourt nature, le jus de citron,
l'ail émincé, le cumin (ou le paprika), et l'huile d'olive.
   - Mélangez bien jusqu'à obtenir une consistance
homogène.
2. Assaisonner :
   - Ajoutez du sel et du poivre selon votre goût. Si vous
le souhaitez, ajoutez également des herbes fraîches
hachées pour un goût plus frais.

3. Réfrigérer :
   - Laissez reposer la sauce au réfrigérateur pendant
environ 15 à 30 minutes avant de servir. Cela permettra
aux saveurs de se marier.

4. Servir :
   - Servez la sauce au yaourt avec vos ig bas chauds.
Elle peut également être utilisée comme trempette pour
d'autres plat

Variantes :

- Épices : Vous pouvez expérimenter avec d'autres épices comme le curry, le thym ou l'aneth.

- Ajouts : Pour une sauce plus onctueuse, incorporez un peu de fromage frais ou de la feta émiettée.

Cette sauce au yaourt est non seulement facile à réaliser, mais elle ajoute également une touche rafraîchissante et savoureuse à vos galettes. Bon appétit !

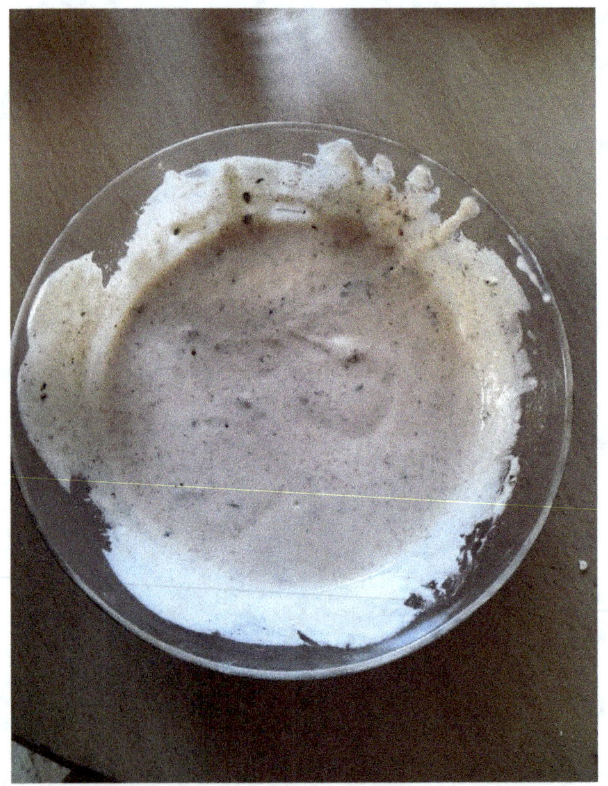

La sauce au yaourt est un excellent accompagnement, mais il est important de bien la conserver pour maintenir sa fraîcheur et sa sécurité alimentaire. Voici quelques conseils pour la conservation :

Conservation de la Sauce au Yaourt

1. Réfrigération
   - Durée : La sauce au yaourt se conserve généralement au réfrigérateur pendant 3 à 5 jours.
   - Conditionnement : Placez la sauce dans un récipient hermétique pour éviter l'absorption des odeurs des autres aliments dans le réfrigérateur. Un bocal en verre ou un contenant en plastique fermé sont idéaux.

2. Congélation (optionnel)
   - Si vous souhaitez conserver la sauce plus longtemps, vous pouvez la congeler. Cependant, la texture peut changer légèrement après décongélation.
   - Durée : Au congélateur, la sauce peut se conserver jusqu'à 2 mois.

   - Conditionnement :
Utilisez un récipient hermétique ou des sacs de congélation. Laissez un peu d'espace pour l'expansion du yaourt à mesure qu'il gèle.

3. Décongélation

   - Pour utiliser la sauce congelée, faites-la décongeler
au réfrigérateur pendant quelques heures ou toute la nuit.
Évitez de décongeler à température ambiante pour
réduire les risques de développement de bactéries.

4. Signes de péremption

   - Avant de consommer la sauce au yaourt, vérifiez qu'il
n'y a pas de signes de détérioration, comme une odeur
désagréable, une texture inhabituelle ou la présence de
moisissures. Si vous avez des doutes, il est préférable de
ne pas en consommer.

Astuces supplémentaires
- Éviter la contamination : utilisez toujours des ustensiles
propres pour servir la sauce afin d'éviter de contaminer
le reste du mélange.
- Épices et herbes : Si vous ajoutez des herbes fraîches
ou des ingrédients qui peuvent se détériorer rapidement,
il est préférable de les ajouter juste avant de servir la
sauce.

En suivant ces recommandations, vous pourrez profiter de votre sauce au yaourt tout en assurant sa fraîcheur et sa sécurité.

Voici quelques idées de plats à index glycémique bas (IG bas à la fois avec et sans viande ou poisson :

Poulet au Curry et Légumes

- Ingrédients :
  - 500 g de blanc de poulet ou cuisses, coupé en morceaux
  - 1 oignon, émincé
  - 2 carottes, coupées en rondelles
  - 1 courgette, coupée en dés
  - 400 ml de lait de coco
  - 2 cuillères à soupe de pâte de curry (ou au goût)
  - Huile d'olive
  - Sel et poivre

- instruction :
  1. Dans une poêle, faites chauffer l'huile d'olive et faites revenir l'oignon jusqu'à ce qu'il soit translucide.
  2. Ajoutez le poulet et faites cuire jusqu'à ce qu'il soit doré

3. Incorporez les légumes, la pâte de curry, puis le lait de coco. Laissez mijoter pendant 20 minutes. Servez chaud.

Curry de poulet aux légumes (ici avec plus de liquide)

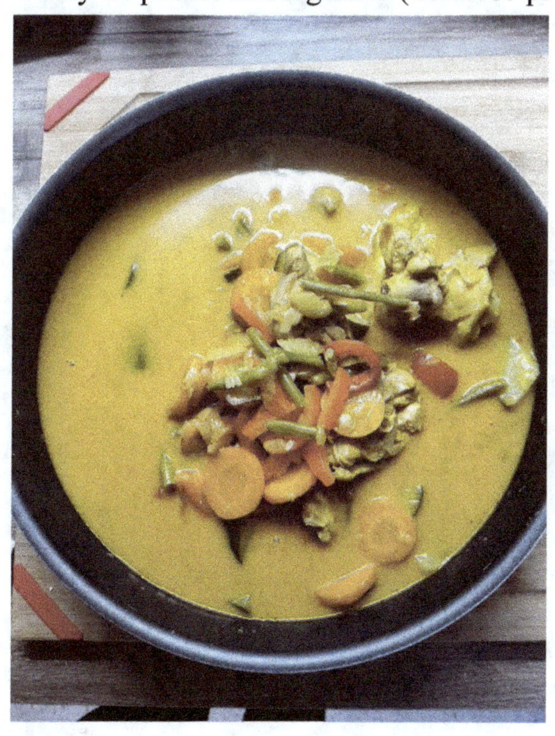

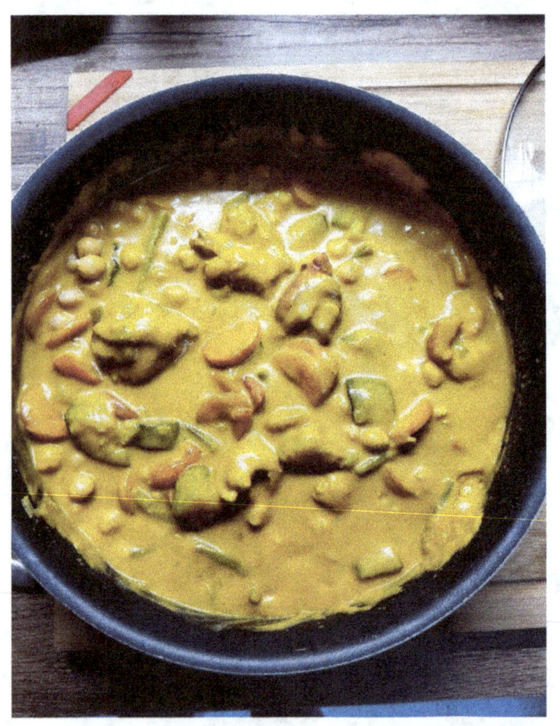

même recette avec des pois chiches

Voici une délicieuse recette d'aubergines farcies à indice glycémique bas. Cette recette utilise des ingrédients sains et savoureux pour créer un plat copieux et nutritif.

Aubergines Farcies IG Bas

Ingrédients pour 4 personnes
- 2 grandes aubergines
- 200 g de viande hachée maigre (bœuf, poulet, ou dinde) ou des protéines végétales comme du tofu émietté
- 1 oignon moyen, haché
- 2 gousses d'ail, émincées
- 1 poivron rouge vert, coupé en dés
- 200 g de tomates concassées (en conserve ou fraîches)
- 1 cuillère à café d'herbes de Provence (ou d'autres herbes comme le thym ou le basilic)
- 50 g de fromage râpé (facultatif, pour la garniture)
- Sel et poivre au goût
- 2 cuillères à soupe d'huile d'olive

- Optionnel : 1 courgette râpée ou d'autres légumes de votre choix
- Persil frais pour la garniture

 Instructions :

1. Préchauffage du four :
   - Préchauffez votre four à 180°C (350°F).

2. Préparation des aubergines :
   - Lavez les aubergines et coupez-les en deux dans le sens de la longueur. À l'aide d'une cuillère, retirez délicatement la chair pour créer des bateaux. Réservez la chair d'aubergine dans un bol.

3. Cuisson de la farce :
   - Dans une grande poêle, chauffez l'huile d'olive à feu moyen. Ajoutez l'oignon haché et l'ail émincé. Faites revenir jusqu'à ce qu'ils soient translucides.
   - Ajoutez la viande hachée (ou le tofu) et faites cuire jusqu'à ce qu'elle soit dorée et bien cuite. Si vous utilisez des légumes supplémentaires comme la courgette, ajoutez-les à ce moment pour qu'ils cuisent.

- Incorporez la chair d'aubergine réservée, le poivron en dés et les tomates concassées. Ajoutez les herbes de Provence, le sel et le poivre. Laissez mijoter pendant environ 5 à 10 minutes, jusqu'à ce que le tout soit bien mélangé et que la viande soit cuite.

4. Farcir les aubergines :
   - Remplissez chaque moitié d'aubergine avec le mélange de farce, en tassant légèrement.

5. Cuisson au four :
   - Placez les aubergines farcies dans un plat allant au four. Si vous le souhaitez, saupoudrez de fromage râpé sur le dessus. Ajoutez un peu d'eau dans le fond du plat pour aider à garder les aubergines humides pendant la cuisson.
   - Enfournez pendant environ 25 à 30 minutes, ou jusqu'à ce que les aubergines soient tendres et que le dessus soit légèrement doré.

6. Garniture :
   - Avant de servir, parsemez de persil frais haché pour ajouter de la couleur et de la fraîcheur.

Suggestions :

- Variantes : Vous pouvez remplacer la viande par des légumineuses (comme des lentilles) pour une version végétarienne.
- Accompagnement : Servez avec une salade verte ou un quinoa pour compléter le repas.

Ces aubergines farcies sont non seulement délicieuses, mais aussi saines et satisfaisantes. Profitez de ce plat savoureux et nourrissant !

Aubergines farcies

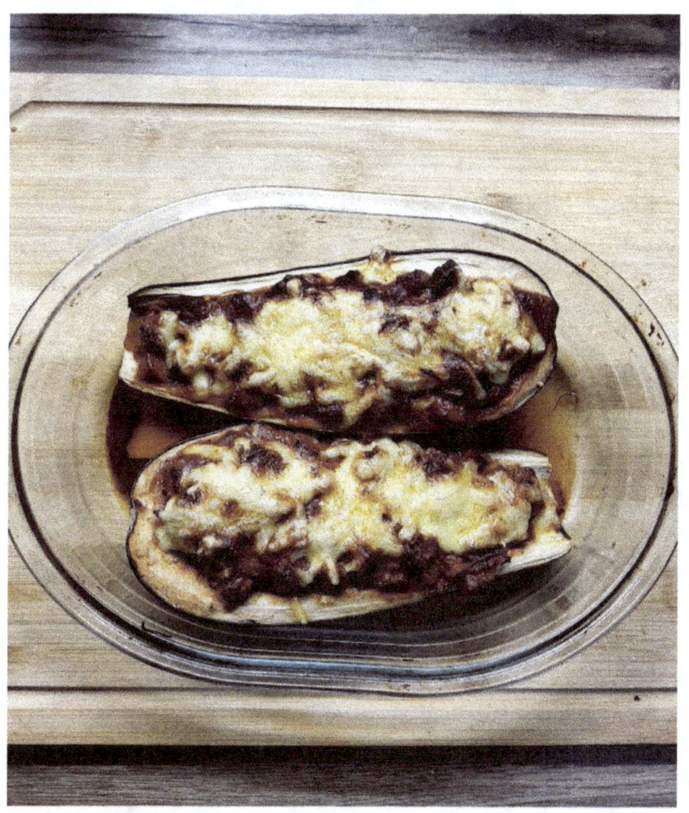

Boulettes de Poisson aux Épices

- Ingrédients : 2 personnes environ
  - 300 g de filet de poisson blanc (cabillaud, lieu, etc.)
  - 1 œuf
  - 1 cuillère à soupe de farine d'amande ou de coco
  - 1 cuillère à café de cumin en poudre
  - 1 cuillère à café de paprika
  - Sel et poivre
  - Huile d'olive pour la cuisson

- Instruction :

1. Mixez le poisson avec l'œuf, la farine, les épices, le sel et le poivre jusqu'à obtenir une pâte homogène.

2. Formez des boulettes et faites-les cuire dans une poêle avec un peu d'huile d'olive jusqu'à ce qu'elles soient dorées de chaque côté. Servez avec une sauce au yaourt et des légumes.

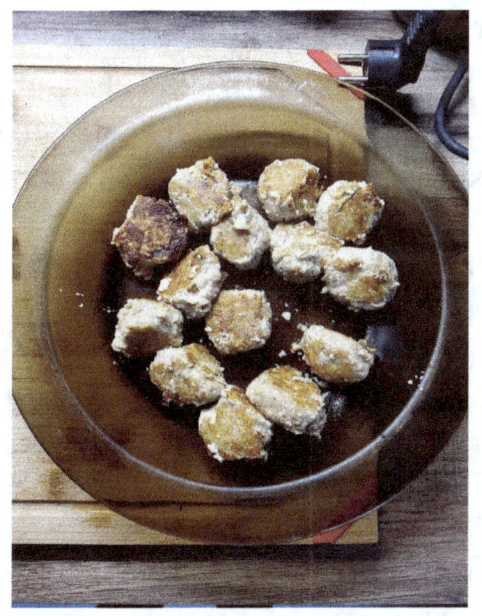

boulettes de poisson à la farine d'avoine

Si vous cherchez à remplacer la farine d'amande dans des boulettes de poisson aux épices, il existe plusieurs options qui peuvent conserver la texture et la saveur. Voici quelques alternatives :

1. Farine de Coco

- Description : La farine de coco est une excellente alternative, particulièrement pour des recettes à IG bas. Elle est riche en fibres et en protéines, mais l'absorption des liquides est plus élevée, alors utilisez-en un peu moins que la quantité de farine d'amande.
- Utilisation : Commencez par 1/4 de la quantité requise de farine d'amande et augmentez si nécessaire.

2. Farine de Pois Chiche

- Description : La farine de pois chiche est riche en protéines et en fibres, avec un goût légèrement noisette, qui s'accorde bien avec les boulettes de poisson.
- Utilisation : Remplacez la farine d'amande par la même quantité de farine de pois chiche.

3. **Farine d'Avoine**

- Description : La farine d'avoine a un IG modéré, mais elle est assez nutritive et peut être utilisée pour lier les ingrédients dans les boulettes de poisson.
- Utilisation : Utilisez la même quantité que la farine d'amande. Assurez-vous qu'elle est sans gluten si nécessaire.

4. **Semoule de Blé Complète (ou Farine de Blé Complète)**

- Description : Si le gluten n'est pas un problème, la semoule de blé complète est une bonne option pour donner une consistance agréable aux boulettes.
- Utilisation : Remplacez par la même quantité que la farine d'amande.

5. **Farine de Sarrasin**

- Description : Riche en protéines et sans gluten, la farine de sarrasin a un goût légèrement terreux, ce qui peut ajouter une touche intéressante à vos boulettes.
- Utilisation : Utilisez la même quantité que la farine d'amande.

6. **Panko ou Chapelure de Pain Complète**
- Description : Si vous cherchez une texture
croustillante, des panko ou une chapelure de pain
complet peuvent fonctionner, bien qu'elles ne soient pas
spécifiquement IG bas.
- Utilisation : Remplacez la farine d'amande par une
quantité équivalente.

Autre recette basique de boulettes de poisson aux épices

Ingrédients : 4 personnes environ
- 500 g de poisson (comme le cabillaud ou le saumon), émietté
- 1/2 tasse de farine d'amande ou alternative
- 1 œuf
- 1 cuillère à soupe de persil frais haché
- 1 cuillère à café de cumin en poudre
- 1 cuillère à café de paprika
- 1 gousse d'ail, émincée
- Sel et poivre au goût
- Huile d'olive pour la cuisson

Instructions :
1. Dans un grand bol, mélangez le poisson émietté, la farine (de votre choix), l'œuf, les herbes, les épices, l'ail, le sel et le poivre.

2. Formez des boulettes avec le mélange, en roulant entre vos mains.

3. Dans une poêle, chauffez un peu d'huile d'olive à feu moyen.

4. Faites cuire les boulettes jusqu'à ce qu'elles soient dorées des deux côtés (environ 4-5 minutes par côté).

5. Servez chaud avec une sauce au yaourt ou une sauce tomate.

Ces alternatives vous permettront de réaliser de délicieuses boulettes de poisson tout en conservant une bonne texture et une saveur appréciable. Bon appétit !

Saucisse de Toulouse à votre curry de lentilles et carottes pour en faire un repas complet et savoureux. Cela ajoutera une source de protéines supplémentaires et rehaussera les saveurs du plat. Voici comment vous pouvez intégrer la saucisse dans la recette :

Saucisses de Toulouse au curry de lentilles et carottes

Ingrédients :4 personnes

- 2 à 3 saucisses de Toulouse, coupées en rondelles
- 200 g de lentilles vertes ou brunes (non cuites)
- 2 carottes, coupées en rondelles
- 1 patate douce (optionnelle), coupée en dés
- 1 oignon, émincé
- 2 gousses d'ail, émincées
- 1 morceau de gingembre frais (environ 2 cm), râpé
- 400 g de tomates concassées (en boîte ou fraîches)

- 400 ml de lait de coco (ou de lait d'amande non sucré pour une version plus légère)
- 2 cuillères à soupe d'huile d'olive ou d'huile de coco
- 1 cuillère à soupe de curry en poudre (ou au goût)
- 1 cuillère à café de cumin en poudre
- 1 cuillère à café de curcuma en poudre
- Sel et poivre au goût
- Coriandre fraîche pour la garniture (optionnel)

Préparation :

1. Cuisson des lentilles :
   - Rincez les lentilles sous l'eau froide et égouttez-les.

2. Préparation du curry :
   - Dans une grande casserole ou une poêle, chauffez l'huile d'olive ou l'huile de coco à feu moyen.
   - Ajoutez l'oignon émincé et faites-le revenir pendant environ 5 minutes jusqu'à ce qu'il soit translucide.
   - Incorporez l'ail et le gingembre, puis faites revenir pendant 1 à 2 minutes jusqu'à ce qu'ils dégagent leurs arômes.

3. Ajouter des légumes :

   - Ajoutez les carottes et la patate douce (si utilisée)
dans la casserole. Faites revenir pendant environ 5
minutes en remuant.

4. Incorporation des lentilles et des épices :

   - Ajoutez les lentilles, le curry en poudre, le cumin, le
curcuma, le sel et le poivre. Mélangez bien pour enrober
les légumes et les lentilles des épices.

5. Incorporation des tomates et du lait de coco :

   - Versez les tomates concassées et le lait de coco dans
la casserole. Ajoutez également un verre d'eau (environ
200 ml) pour diluer le mélange.

   - Portez à ébullition, puis réduisez le feu et laissez
mijoter à couvert durant environ 25-30 minutes, ou
jusqu'à ce que les lentilles et les légumes soient tendres.
Remuez de temps en temps et ajoutez un peu d'eau si le
mélange devient trop épais.

6. Vérification de l'assaisonnement :

   - Goûtez le curry et ajoutez le sel, le poivre ou les
épices selon votre goût.

1. Cuisson des saucisses :

   - Dans la même casserole que vous utilisez pour le curry, faites chauffer un peu d'huile d'olive à feu moyen.

   - Ajoutez les rondelles de saucisse de Toulouse et faites-les dorer pendant environ 5 à 7 minutes jusqu'à ce qu'elles soient bien cuites. Retirez-les et réservez-les.

2. Incorporation des saucisses :

   - Après avoir ajouté les tomates concassées et le lait de coco, remettez les saucisses dorées dans la casserole. Assurez-vous de bien mélanger pour que tout soit bien enrobé du mélange de curry.

3. Mijotage :

   - Laissez mijoter le tout comme indiqué, afin que les saveurs se mélangent bien et que les saucisses soient bien chauffées.

4. Service :

   - Servez le curry chaud, garni de coriandre fraîche si vous le souhaitez.

Suggestions :

- Si vous souhaitez que le plat soit encore plus copieux, vous pouvez ajouter également des légumes comme des épinards ou du chou-fleur aux étapes de préparation.
- Ce plat se mariera très bien avec du quinoa, du riz complet ou même du pain complet, selon vos préférences.

Profitez de ce plat nourrissant et réconfortant, qui combine le bon goût des lentilles et des légumes avec la richesse de la saucisse de Toulouse !

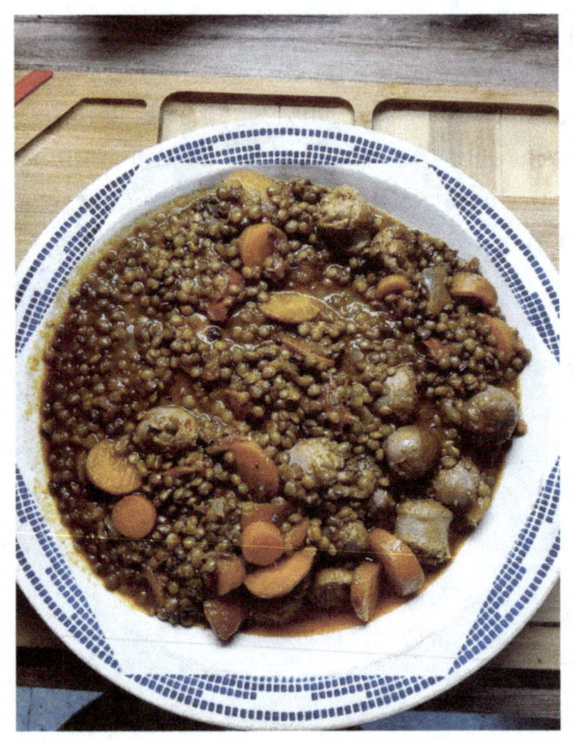

Saucisses de Toulouse au Curry de Lentilles et Carottes

Une recette savoureuse et nourrissante avec des courgettes, des pois chiches, des carottes, des brocolis et des épices comme le curry et le cumin. Ce plat peut être pour 2 à 3 personnes.

Légumes et pois chiches au Curry

Ingrédients :
- Pour le mélange de légumes :
  - 1 courgette, coupée en dés
  - 1 carotte, pelée et coupée en rondelles
  - 1 tasse de brocolis, coupés en petits morceaux
  - 1 boîte (400 g) de pois chiches, égouttés et rincés
  - 1 oignon, émincé
  - 2 cuillères à soupe d'huile d'olive
  - 2 gousses d'ail, hachées (facultatif)

- Pour les épices :
  - 1 cuillère à café de curry en poudre

- 1 cuillère à café de cumin en poudre
- 1/2 cuillère à café de paprika (pour un peu de couleur)
- Sel et poivre, au goût
- 1/2 tasse de bouillon de légumes ou d'eau (ajuster selon la consistance désirée)

Instructions :

1. Préparation des légumes :
  - Dans une grande poêle ou une casserole, chauffez l'huile d'olive à feu moyen. Ajoutez les oignons et faites-les revenir jusqu'à ce qu'ils deviennent translucides.
  - Ajoutez l'ail (si utilisé) et faites revenir pendant encore une minute.

2. Ajouter des légumes :
  - Incorporez les carottes et mélangez bien. Faites cuire pendant environ 5 minutes.
  - Ajoutez la courgette et les brocolis, puis faites cuire encore 3-4 minutes en remuant de temps en temps.

3. Incorporation des pois chiches :
   - Ajoutez les pois chiches égouttés dans la poêle.
Mélangez bien pour incorporer les légumes et les pois
chiches.

4. Ajouter des épices :
   - Ajoutez le curry, le cumin, le paprika, le sel et le
poivre. Mélangez bien pour enrober tous les légumes des
épices.
   - Versez le bouillon de légumes ou l'eau pour aider à la
cuisson et donner une consistance légèrement crémeuse.
Laissez mijoter pendant 5 à 10 minutes à feu doux,
jusqu'à ce que les légumes soient tendres.

5. Mixage (facultatif) :
   - Si vous préférez une texture lisse, vous pouvez
transférer le mélange dans un blender et mixer jusqu'à
obtenir la consistance souhaitée. Vous pouvez également
ajouter un peu plus d'eau ou de bouillon si nécessaire.

6. Goûtez et servez :
   - Goûtez et ajustez l'assaisonnement si nécessaire.
Servez chaud, accompagné de riz, de quinoa ou de pain
pita si vous le souhaitez.

Conseils de Conservation :
- Ce plat se conserve bien au réfrigérateur dans un contenant hermétique pendant 3 à 4 jours.
- Vous pouvez également le congeler pour une utilisation ultérieure. Assurez-vous de le laisser refroidir complètement avant de le congeler.

Variations :
- N'hésitez pas à ajouter d'autres légumes que vous avez sous la main, tels que des poivrons, des épinards ou des champignons.
- Pour une option piquante, ajoutez un peu de piment ou de flocons de piment rouge.

Profitez de ce plat réconfortant et nourrissant !

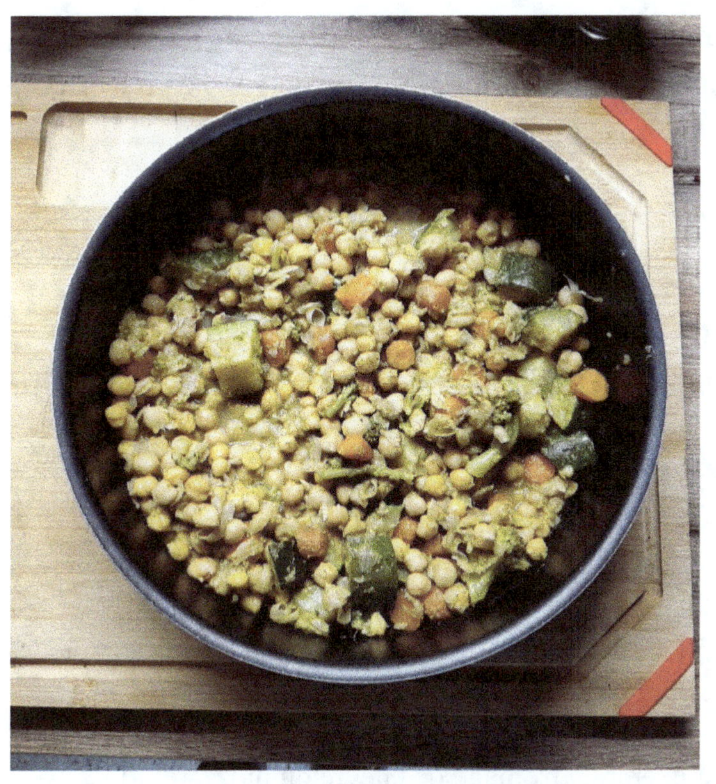

Curry de pois chiches aux légumes

Voici une autre recette d'endives au blanc de poulet au gratin, idéale pour un repas savoureux et à indice glycémique bas.

Endives au Blanc de Poulet au Gratin

Ingrédients (pour 4 personnes) :

- 4 endives
- 400 g de blanc de poulet (filets), coupé en dés
- 150 ml de crème fraîche légère (ou crème de soja pour une version sans lactose)
- 100 g de fromage râpé à faible teneur en matière grasse (par exemple, fromage de chèvre ou mozzarella)
- 1 cuillère à soupe d'huile d'olive
- 1 gousse d'ail, émincée
- 1 cuillère à café de moutarde (facultatif)
- Sel et poivre au goût
- Noix de muscade (facultatif, pour le goût))

- Persil frais pour la garniture (facultatif)

Préparation :

1. Préparation des endives :
   - Préchauffez votre four à 200°C (390°F).
   - Coupez les endives en deux dans le sens de la
longueur et retirez le cœur amer. Vous pouvez également
les blanchir dans de l'eau bouillante salée pendant 5
minutes, puis les égoutter. Cela permet de réduire
l'amertume.

2. Cuisson du poulet :
   - Dans une poêle, faites chauffer l'huile d'olive à feu
moyen. Ajoutez l'ail émincé et faites-le revenir quelques
instants jusqu'à ce qu'il soit doré.
   - Ajoutez les dés de poulet et faites cuire jusqu'à ce
qu'ils soient bien dorés et cuits à cœur (environ 7 à 10
minutes). Assaisonnez avec du sel, du poivre et de la
noix de muscade (si vous l'utilisez).
   - Si vous souhaitez, incorporez la moutarde pour
ajouter une touche de goût.

3. Préparation de la sauce :

   - Dans un bol, mélanger la crème fraîche avec un peu de sel et de poivre, et éventuellement un peu de muscade.

4. Assemblage du plat :

   - Dans un plat à gratin, disposez les endives bien à plat. Répartissez le mélange de poulet sur les endives.

   - Versez la crème par-dessus les endives et le poulet, assurez-vous que tout soit bien enrobé.

   - Saupoudrez le fromage râpé sur le dessus.

5. Cuisson au four :

   - Enfournez le plat pendant environ 20 à 25 minutes, jusqu'à ce que le dessus soit bien doré et que la sauce bouillonne.

6. Service :

   - Servez chaud, garni de persil frais si désiré. Ce plat se marie bien avec une salade verte en accompagnement.

 Suggestions :
- Vous pouvez également ajouter des épices comme du paprika ou du thym pour varier les saveurs.

- Pour augmenter la teneur en fibres, vous pouvez servir ce gratin avec un accompagnement de quinoa ou de légumineuses.

Ce gratin d'endives au blanc de poulet est à la fois délicieux et conforme à une alimentation à indice

glycémique bas. Bon appétit !

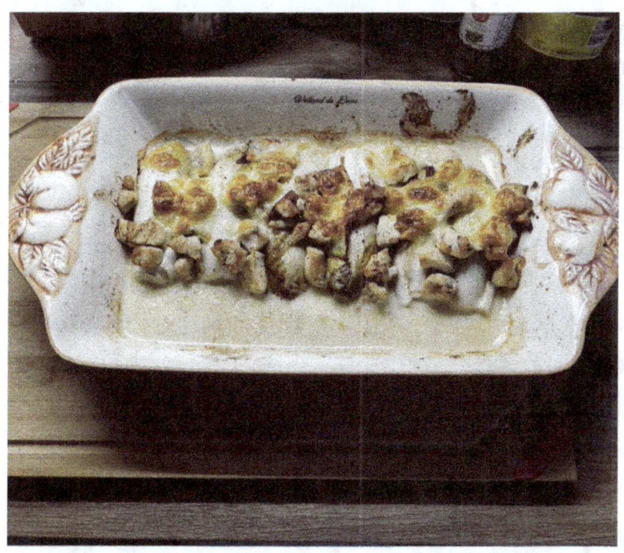

a la crème de coco, muscade, moutarde, gratiné avec de la mozzarella

Voici des recettes de dessert ou collation

recette à base d'aquafaba

L'aqua Faba est le liquide qui reste après la cuisson des légumineuses, comme les pois chiches. C'est un excellent substitut végétalien aux blancs d'œufs et peut être utilisé dans diverses recettes, notamment pour réaliser des meringues, des mousses ou des mayonnaise.

Définition de l'aqua faba :
- Aqua faba : C'est le liquide épais et visqueux obtenu en faisant cuire des légumineuses telles que les pois chiches ou en utilisant le liquide de conservation d'une boîte de légumineuses. Elle peut être utilisée comme substitut aux blancs d'œufs dans de nombreuses recettes, surtout pour les personnes qui suivent un régime végétalien ou qui ont des allergies aux œufs.

L'aqua Faba est une alternative polyvalente et précieuse dans la cuisine végétalienne, permettant de créer des plats crémeux et légers sans produits d'origine animale.

Gâteau au Citron à l'Aqua faba

Ingrédients :
- 100 g de farine d'avoine (ou farine à faible IG)
- 120 g d'aquafaba (environ 1/2 tasse)
- 60 g de sirop d'érable ou édulcorant à faible IG
- Jus et zeste d'un citron (environ 30-40 g de jus)
- 10 g de poudre à lever
- Une pincée de sel

Instructions :
1. Préchauffage : Préchauffez le four à 180°C (350°F). Tapissez un moule à gâteau de papier sulfurisé ou graissez-le légèrement.

2. Mélanger les ingrédients secs : Dans un bol, mélanger la farine d'avoine, la poudre à lever, et le sel.

3. Préparer le mélange humide : Dans un autre bol, battez l'aqua faba avec le sirop d'érable, le jus de citron et le zeste de citron.

4. Combiner les mélanges : Incorporez le mélange humide aux ingrédients secs. Mélangez délicatement jusqu'à obtenir une pâte homogène.

5. Enfourner : Versez la pâte dans le moule préparé et lissez le dessus. Enfournez pendant 25 à 30 minutes, ou jusqu'à ce qu'un cure-dent inséré au centre en ressorte propre.

6. Refroidir et servir : Laissez le gâteau refroidir dans le moule pendant 10 minutes avant de le transférer sur une grille pour refroidir complètement. Servez nature ou avec un glaçage léger à base de yaourt ou d'une compote de fruits.

Bon appétit !

Gâteau au citron à l'aqua faba

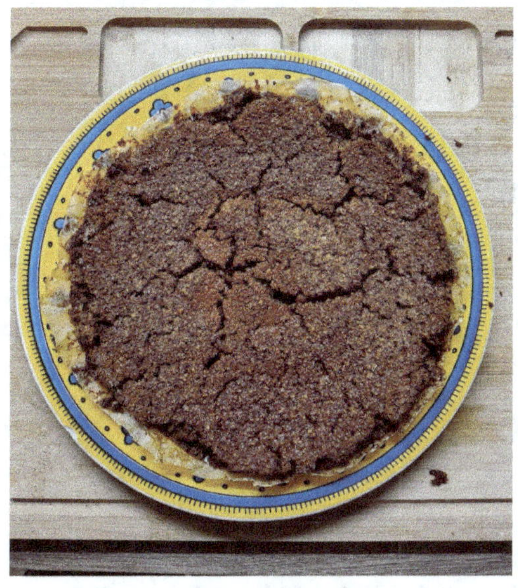

Voici quelques recettes de smoothies à indice glycémique bas (IG bas qui sont à la fois délicieux et nutritifs. Ces smoothies utilisent des ingrédients à IG bas pour vous aider à rester en forme tout en satisfaisant vos envies.

Smoothie chocolat-banane

Ingrédients :
- 1 tasse de lait d'amande ou autre lait végétal non sucré
- 1/2 banane (mieux si pas trop mûre pour un IG bas)
- 1 cuillère à soupe de cacao en poudre non sucré
- 1 cuillère à soupe de beurre d'amande ou de noix
- 1 poignée d'épinards (pour les nutriments supplémentaires, facultatif)
- De la glace (facultatif)

Instructions :
1. Mélangez tous les ingrédients dans un mixeur.
2. Mixez jusqu'à consistance lisse.

3. Ajustez avec un peu plus de lait d'amande si
nécessaire.
4. Servez frais.

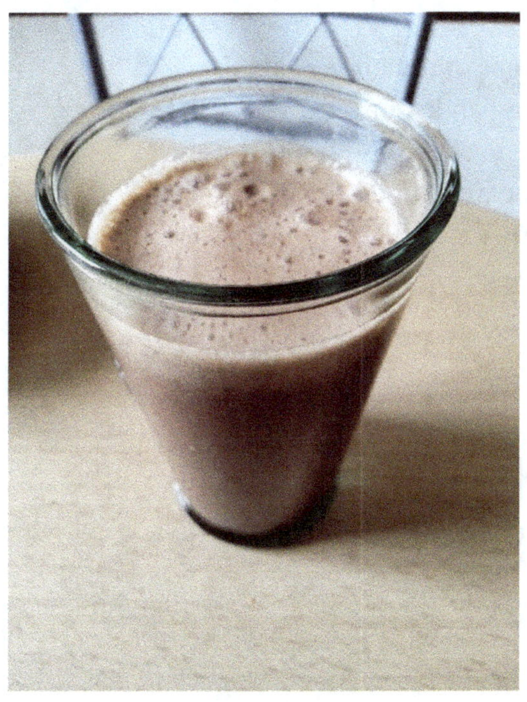

Smoothie chocolat/banane

Smoothie à la poire et à la cannelle

Ingrédients :
- 1 poire mûre, pelée et tranchée
- 1 tasse de lait d'amande non sucré
- 1 cuillère à café de cannelle
- 1 cuillère à soupe de graines de chia
- 1/2 cuillère à café de vanille (facultatif)
- Glace (facultatif)

Instructions :
1. Mettez tous les ingrédients dans le mixeur.
2. Mixez jusqu'à obtenir une consistance lisse et crémeuse.
3. Dégustez immédiatement.

Remarques :
- Vous pouvez toujours ajuster la douceur de vos
smoothies selon vos goûts et besoins en ajoutant un
édulcorant naturel (comme un peu de miel, bien qu'il
soit à IG plus élevé en petite quantité).
- Les smoothies peuvent être un peu personnalisés selon
ce que vous avez dans votre cuisine, mais gardez à
l'esprit de choisir des fruits et légumes à IG bas pour
rester dans la gamme souhaitée.

Bon smoothie !

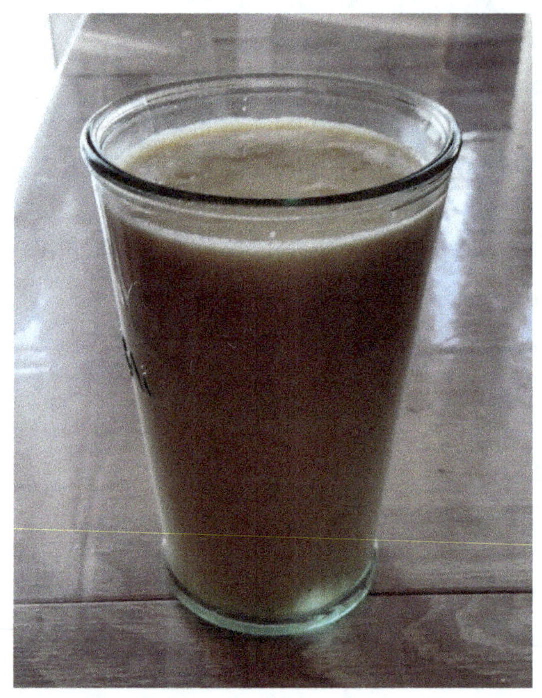

Poire/cannelle

Il est aussi possible de faire de la compote avec des arbouses, et c'est une excellente idée pour profiter de ce fruit délicieux et moins connu. Les arbouses ont un indice glycémique bas, ce qui les rend compatibles avec un régime à indice glycémique bas (IG bas). Voici une recette simple de compote d'arbouses :

Compote d'Arbouses

Ingrédients :
- 500 g d'arbouses (fruits mûrs)
- 1 à 2 cuillères à soupe de sirop d'agave ou un édulcorant de votre choix (ajustez selon votre goût)
- 1 cuillère à café de jus de citron
- Optionnel : une pincée de cannelle ou de vanille pour rehausser le goût

Instructions :

1. Préparation des arbouses :
   - Lavez bien les arbouses pour enlever toute impureté.
Retirez les tiges et les éventuels morceaux de feuilles.

2. Cuisson :
   - Dans une casserole, mettez les arbouses, le jus de
citron et le sirop d'agave. Vous pouvez ajouter un peu
d'eau (environ 2-3 cuillères à soupe) pour éviter que cela
n'accroche au fond de la casserole.
   - Faites chauffer à feu moyen, en remuant de temps en
temps, jusqu'à ce que les arbouses commencent à se
décomposer et libèrent leur jus (environ 10-15 minutes).

3. Mixage :
   - Une fois les fruits bien cuits, retirez la casserole du
feu. Vous pouvez laisser la compote avec des morceaux
si vous le souhaitez ou utiliser un mixeur plongeant pour
obtenir une texture lisse.

4. Ajustement du goût :

   - Goûtez la compote et ajustez le niveau de douceur en ajoutant plus de sirop d'agave si nécessaire. Si vous avez choisi d'incorporer de la cannelle ou de la vanille, ajoutez-les à ce stade.

5. Refroidissement :

   - Laissez refroidir la compote avant de la transférer dans un bocal ou un récipient hermétique. Elle se conserve au réfrigérateur pendant plusieurs jours.

Suggestions :
- Utilisation : Cette compote peut être servie avec du yaourt nature, sur des crêpes, ou même comme garniture pour des desserts à faible IG.
- Variantes : Vous pouvez ajouter d'autres fruits comme des pommes ou des poires pour varier les saveurs.

Profitez de votre compote d'arbouses, une manière délicieuse de savourer ce fruit tout en gardant un indice glycémique bas !

Compote d'arbouses non filtrée

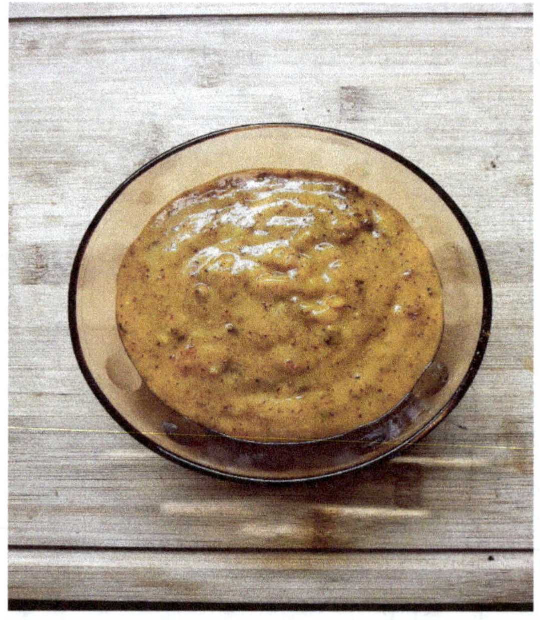

Compote d'arbouses filtrée

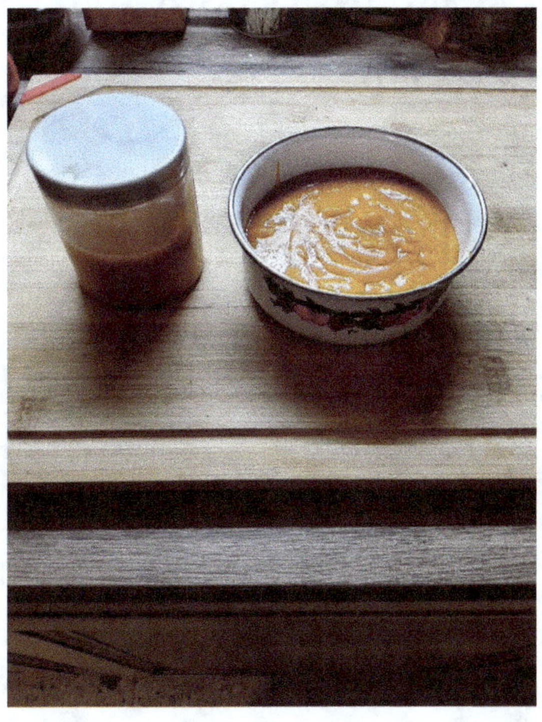

GALETTES Sucrées à l'Okara d'Avoine

Ingrédients :
- 150 g d'okara d'avoine
- 100 g de flocons d'avoine
- 2 bananes mûres, écrasées
- 2 œufs
- 50 g de miel ou sirop d'érable
- 1 cuillère à café de cannelle
- 1/2 cuillère à café de bicarbonate de soude
- Une pincée de sel
- 50 g de noix ou d'amandes hachées (optionnel)

Instructions :

1. Préparer le mélange :
   - Dans un bol, combinez l'okara d'avoine, les flocons d'avoine, les bananes écrasées, les œufs, le miel, la cannelle, le bicarbonate et le sel. Ajoutez les noix si désiré.
   - Mélangez jusqu'à obtenir une consistance homogène.

2. Cuisson des galettes :

- Dans une poêle chaude, légèrement huilée, déposez des cuillerées de mélange.

- Faites cuire chaque galette pendant environ 3-4 minutes de chaque côté jusqu'à ce qu'elles soient dorées.

3. Servir :

- Servez tiède, éventuellement avec un peu de yaourt ou des fruits frais.

Cookies à l'okara d'avoine, banane, compote à la place

du miel, cannelle, muscade, raisins secs

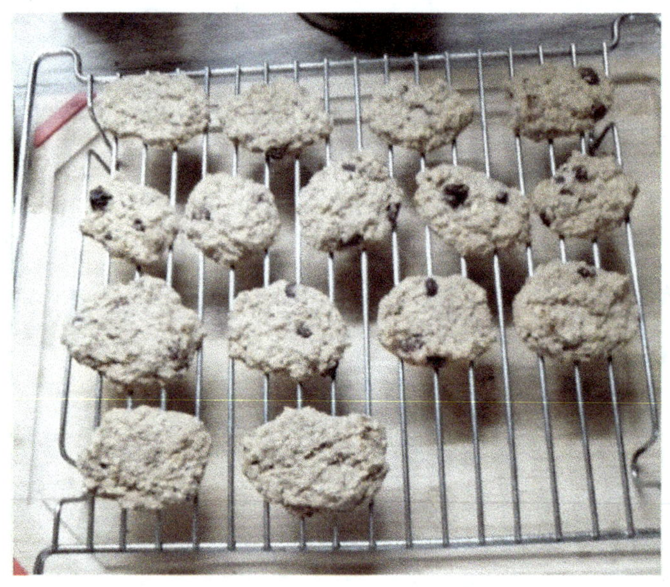

Voici une recette de cookies aux flocons
d'avoine, farine d'avoine et compote de
pommes, avec une touche de noix de coco, qui a
un indice glycémique bas. Ces cookies sont
sains, délicieux et faciles à réaliser !

Cookies aux flocons
d'avoine

Ingrédients

- Pour les cookies :
  - 150 g de flocons d'avoine
  - 100 g de farine d'avoine
  - 100 g de compote de pommes sans sucre ajouté (ou
purée de banane pour un goût différent)
  - 50 g d'huile de coco fondue (ou d'huile d'olive)
  - 50 g de noix de coco râpée non sucrée

- 50 g de miel ou de sirop d'agave (ajustez selon votre
goût, ou utilisez un édulcorant si vous le souhaitez)
  - 1 cuillère à café de vanille
  - 1/2 cuillère à café de bicarbonate de soude
  - 1/2 cuillère à café de cannelle (facultatif)
  - 1 pincée de sel
  - 50 g de pépites de chocolat noir (facultatif, choisissez
des pépites à faible IG)

 Instructions

1. Préchauffez le four :
  - Préchauffez votre four à 180°C (thermostat 6) et
tapissez une plaque de cuisson de papier sulfurisé.

2. Mélange des ingrédients secs :
  - Dans un grand bol, mélangez les flocons d'avoine, la
farine d'avoine, le bicarbonate de soude, la cannelle et le
sel.

3. Mélange des ingrédients humides :
   - Dans un autre bol, mélangez la compote de pommes,
l'huile de coco fondue, le miel (ou sirop d'agave) et
l'extrait de vanille.

4. Incorporation des mélanges :
   - Ajoutez le mélange humide au mélange sec et remuez
jusqu'à ce que tout soit bien combiné. Si vous utilisez
des pépites de chocolat, incorporez-les à ce stade.

5. Ajout de la noix de coco :
   - Ajoutez la noix de coco râpée et mélangez de
nouveau jusqu'à ce qu'elle soit bien incorporée.

6. Formez les cookies :
   - À l'aide d'une cuillère à soupe, déposez des portions
de pâte sur la plaque de cuisson, en laissant un peu
d'espace entre chaque cookie.

7. Cuisson :
   - Enfournez pendant environ 12 à 15 minutes, ou
jusqu'à ce que les bords soient légèrement dorés.

8. Refroidissement :

- Laissez refroidir les cookies sur la plaque pendant quelques minutes, puis transférez-les sur une grille pour qu'ils refroidissent complètement.

Bon appétit !
Ces cookies aux flocons d'avoine, farine d'avoine, compote de pommes et noix de coco sont parfaits pour une collation saine. Ils sont moelleux, nourrissants et délicieux ! Profitez-en !

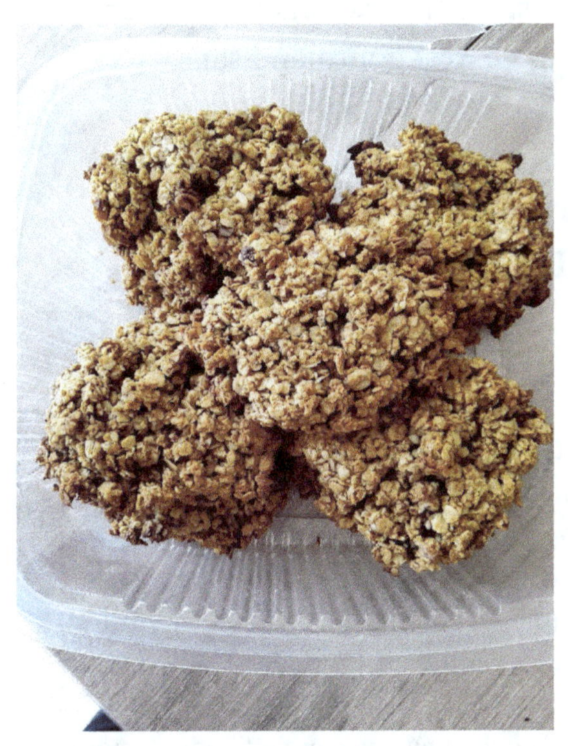

Cookies aux amandes

Voici une recette de flan sans pâte à indice glycémique bas. Ce flan est léger et savoureux, parfait pour un dessert gourmand sans culpabilité.

Flan sans Pâte

Ingrédients :
- 500 ml de lait (ou lait d'amande non sucré pour une version sans lactose)
- 3 œufs
- 50 g de sirop d'agave ou de sirop d'érable (ou un édulcorant à faible IG comme le stevia ou l'érythritol)
- 1 sachet de sucre vanillé ou 1 cuillère à café d'extrait de vanille
- 1 cuillère à soupe de maïzena (ou de fécule de pomme de terre pour une version sans gluten)
- Une pincée de sel

Instructions :

1. Préchauffage du four :
   - Préchauffez votre four à 180°C (350°F).

2. Préparation du mélange :
   - Dans un saladier, battez les œufs avec le sirop
d'agave (ou l'édulcorant) et la vanille. Ajoutez ensuite le
sel et la maïzena, puis mélangez bien jusqu'à obtenir une
pâte homogène.

3. Incorporer le lait :
   - Faites chauffer le lait dans une casserole à feu moyen
jusqu'à ce qu'il soit tiède, sans le faire bouillir. Incorporer
le lait tiède au mélange œufs-sucre-mélange, et remuez
bien.

4. Verser le mélange :
   - Versez le mélange dans un moule à flan ou des
ramequins individuels, en prenant soin de ne pas trop
remplir (la préparation va gonfler un peu à la cuisson).

5. Bain-marie :

   - Placez le ou les moules dans un plat allant au four rempli à moitié d'eau chaude (bain-marie). Cela aidera le flan à cuire uniformément et à rester moelleux.

6. Cuisson :

   - Enfournez pendant environ 30 à 40 minutes, ou jusqu'à ce que le flan soit ferme au toucher et qu'un couteau en ressorte propre.

7. Refroidissement :

   - Laissez le flan refroidir à température ambiante, puis réfrigérez-le pendant au moins 2 heures avant de déguster.

 Suggestions :
- Caramel léger: Si vous souhaitez une touche de caramel, vous pouvez faire un caramel léger avec un édulcorant comme l'érythritol (en le chauffant doucement jusqu'à obtenir une couleur dorée) et le verser au fond des moules avant d'ajouter la préparation du flan.
- Variantes: Vous pouvez ajouter des zestes de citron ou d'orange pour une touche de fraîcheur.

Ce flan est léger, crémeux et parfait pour un dessert à
indice glycémique bas. Savourez-le avec des fruits frais
pour encore plus de saveurs !

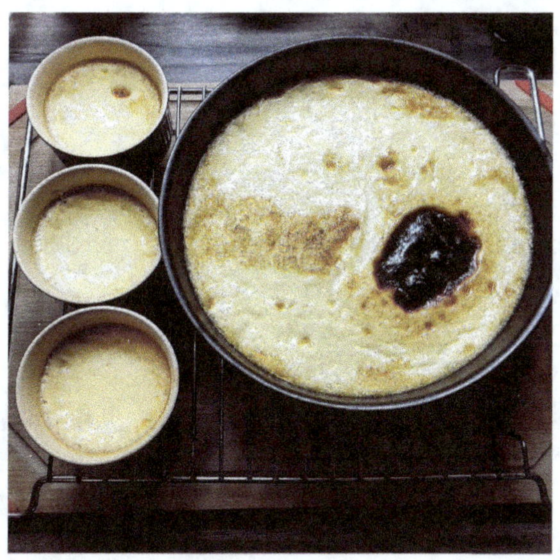

Flan sans pâte

Fruits Rôtis aux Épices

- Ingrédients :
  - 2 pommes ou poires, coupées en quartiers
  - 1 cuillère à soupe d'huile d'olive
  - 1 cuillère à café de cannelle
  - 1/2 cuillère à café de muscade
  - Noix ou amandes pour le croquant (facultatif)

- Préparation :
  1. Préchauffez le four à 200°C. Mélangez les quartiers de fruits avec l'huile d'olive et les épices.
  2. Disposez sur une plaque recouverte de papier sulfurisé et faites rôtir pendant 20-25 minutes.
  3. Servez tiède, accompagné de yaourt nature ou d'une boule de sorbet sans sucre.

Ces desserts sont non seulement délicieusement satisfaisants, mais ils sont également adaptés à un régime à index glycémique bas. Profitez-en ensemble avec votre famille et vos amis !

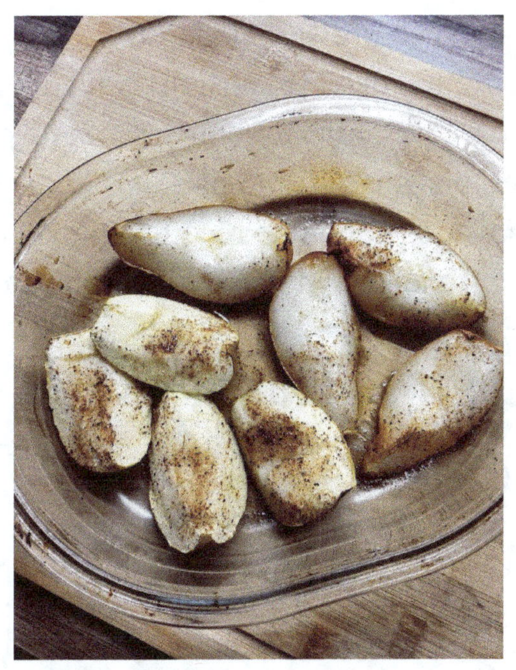

Pommes et poires rôties ,cannelle et muscade

Faire un gâteau en utilisant de la farine de sarrasin, des œufs, des bananes, de la levure ou de la poudre à lever, ainsi que de la noix de coco râpée, en remplaçant le sucre par du miel ou du sucre muscovado. Voici une recette simple et adaptée aux aliments à indice glycémique bas :

Gâteau au Sarrasin et Banane

Ingrédients :
- 200 g de farine de sarrasin
- 2 œufs
- 2 bananes bien mûres (d'où provient un goût sucré et humidité)
- 1 petit verre de lait végétal au choix
- 1 sachet de levure chimique (ou poudre à lever)
- 50 g de noix de coco râpée
- 2 à 3 cuillères à soupe de miel ou de sucre muscovado (ajustez selon votre goût)
- 1 petite pincée de sel

- Quelques noix ou graines pour le croquant (facultatif)

 Instructions :
1. Préchauffage Préchauffez votre four à 180°C
(thermostat 6).
2. Préparation des bananes Dans un grand bol, écrasez
les bananes à la fourchette jusqu'à obtenir une purée.
3. Mélangez des ingrédients humides : Ajoutez les œufs
et le miel ou le sucre muscovado, le lait à la purée de
banane, et mélangez bien.
4. Incorporer les ingrédients secs dans un autre bol,
mélanger la farine de sarrasin, la levure chimique, la
noix de coco râpée et le sel. Incorporez ensuite ce
mélange aux ingrédients humides.
5. Mélange final : Remuez délicatement jusqu'à ce que
les ingrédients soient bien combinés. Si vous le
souhaitez, ajoutez des noix ou des graines à ce stade.
6. Cuisson :
Versez la pâte dans un moule à gâteau préalablement
graissé ou tapissé de papier sulfurisé. Faites cuire au four
pendant environ 30-35 minutes, ou jusqu'à ce qu'un
couteau inséré au centre en ressorte propre.

7. Refroidissement : Laissez le gâteau refroidir quelques minutes dans le moule, puis démoulez et laissez refroidir complètement sur une grille.

 Conseils :
- Vous pouvez ajouter des épices comme de la cannelle ou de la vanille pour plus de saveur.
- Pour une texture plus moelleuse, vous pouvez remplacer une partie de la farine de sarrasin par de la farine d'amande, si cela vous convient.

Ce gâteau est nourrissant et idéal pour une collation ou un dessert, tout en ayant un indice glycémique bas grâce à l'utilisation des ingrédients mentionnés. Bon appétit !

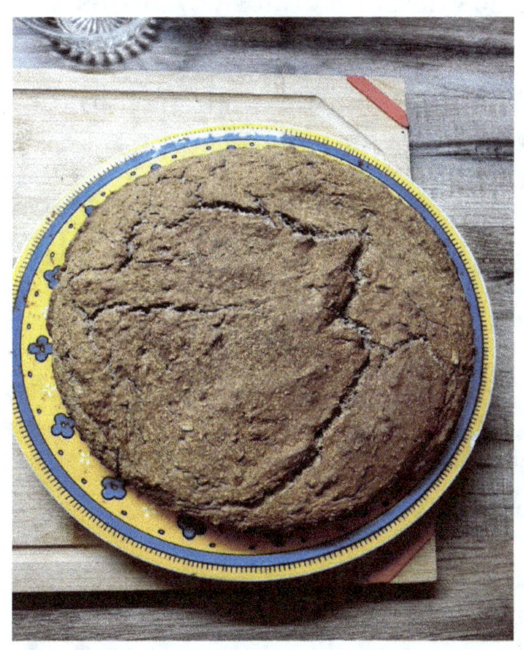

Gâteau au sarrasin et banane

Le beurre de cacahuète est un excellent ingrédient pour des desserts et des collations à la fois savoureux et nutritifs. Voici quelques idées créatives pour l'intégrer dans vos recettes, tout en veillant à obtenir un indice glycémique bas :

Smoothie pomme-beurre de cacahuète avec graines de chia

Ingrédients :
- 1 tasse de lait écrémé ou 1/2 tasse de fromage blanc
- 1 pomme, coupée en morceaux (vous pouvez aussi utiliser 1/2 orange ou une poire si vous préférez)
- 1 à 2 cuillères à soupe de beurre de cacahuète sans sucre
- 1 cuillère à soupe de graines de chia
- Un peu de noix de coco râpée (sucre vanillé, selon votre goût)

- Quelques glaçons (facultatif, selon la consistance désirée)

Instructions :
1. Dans un mixeur, ajoutez le lait écrémé ou le fromage blanc.
2. Ajoutez les morceaux de pomme, le beurre de cacahuète, les graines de chia et la noix de coco.
3. Mixez jusqu'à obtenir une consistance lisse. Si vous souhaitez une texture plus froide, ajoutez des glaçons et mixez à nouveau.
4. Goûtez et ajustez la douceur avec du sucre vanillé si nécessaire.
5. Versez dans un verre et savourez !

Ce smoothie est riche en protéines et en fibres, idéal pour un petit-déjeuner ou une collation nutritive. Vous pouvez également personnaliser cette recette selon vos goûts !

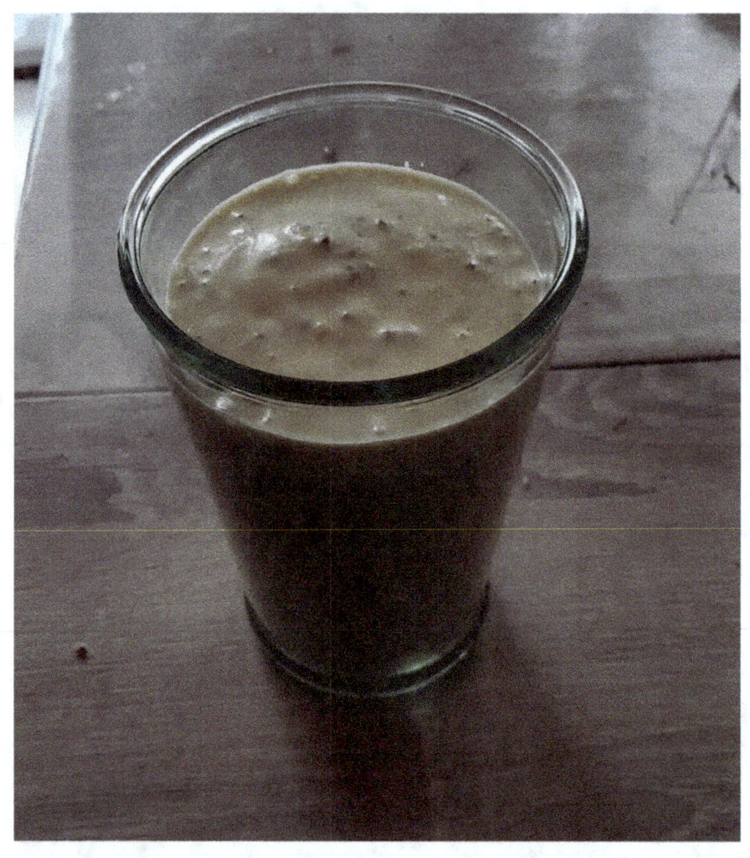

Smoothie 1/2 orange, fromage blanc, beurre de
cacahuète sans sucre, graines de chia, noix de coco rapée

Tranches de pommes avec beurre de cacahuète

Une façon simple et rapide d'apprécier le beurre de cacahuète est de l'étaler sur des tranches de pommes. Cela fait une collation croustillante et saine ! Ajoutez une pincée de cannelle pour encore plus de saveur.

Ces idées vous permettront d'utiliser le beurre de cacahuète de manière délicieuse dans vos desserts et collations tout en maintenant un indice glycémique bas. Profitez-en !

Boules énergétiques au beurre de cacahuète

Ingrédients
- 1 tasse de flocons d'avoine (préférez l'avoine à cuisson rapide pour une texture plus fine)
- 1/2 tasse de beurre de cacahuète naturel, sans sucre ajouté
- 1/4 tasse de miel ou sirop d'agave (ajustez selon votre goût)
- 1/4 tasse de graines de chia ou de lin (pour un apport en fibres)
- 1/4 tasse de chocolat noir haché (au moins 70% de cacao)
- Optionnel : noix de coco râpée ou fruits secs (sans sucre ajouté)

Instructions :
1. Dans un grand bol, mélangez tous les ingrédients jusqu'à ce qu'ils soient bien combinés.

2. Formez des petites boules avec le mélange et placez-les sur une plaque recouverte de papier sulfurisé.
3. Réfrigérer pendant au moins 30 minutes avant de déguster. Conservez les boules dans un récipient hermétique au réfrigérateur.

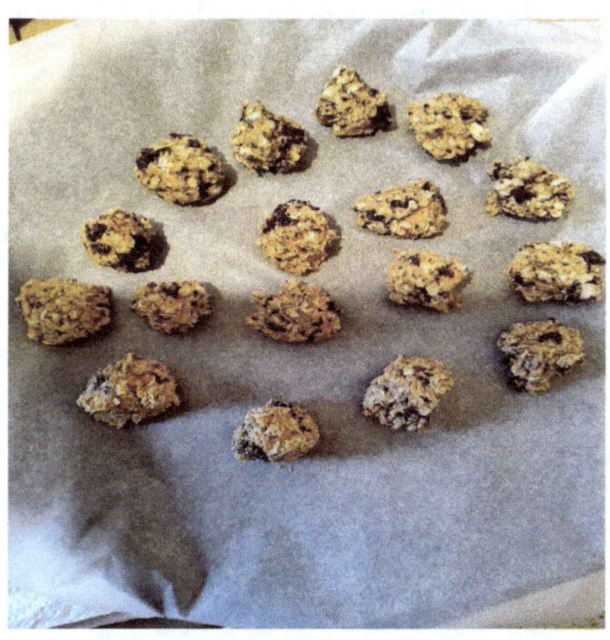

boules énergétiques beurre de cacahuète, pépites de chocolat

Idées repas pour indice glycémique bas :

menu tout à fait être équilibré et savoureux tout en respectant un indice glycémique bas (IG bas), voici une évaluation des plats choisis :

1. Boulettes de poisson aux épices

- Bienfaits : Les boulettes de poisson sont riches en protéines, ce qui est excellent pour la satiété et la santé. Les épices peuvent également offrir des bienfaits anti-inflammatoires.
- Suggestions : Pour garder le repas à IG bas, assurez-vous de bien choisir les ingrédients, notamment la farine utilisée pour lier les boulettes, et évitez d'ajouter des ingrédients riches en sucres.

2. Sauce Yaourt

- Bienfaits : Le yaourt, en particulier le yaourt nature
sans sucre ajouté, est riche en protéines et en
probiotiques, ce qui favorise la santé digestive.
- Suggestions : Vous pouvez enrichir la sauce avec des
herbes fraîches (comme la menthe ou le persil) ou des
épices (comme le cumin) pour une meilleure saveur.

3. Salade de boulgour aux légumes

- Bienfaits : Le boulgour a un IG modéré, mais il reste
relativement plus bas que d'autres types de glucides
raffinés. Il est riche en fibres et en nutriments.
- Suggestions : Assurez-vous d'utiliser des légumes frais
variés (comme les tomates, les concombres, les poivrons
et les épinards) pour maximiser les vitamines et
minéraux dans la salade. Évitez les sauces sucrées pour
l'assaisonnement.

4. Deux petits suisses avec compote d'arbouses

- Bienfaits : Les petits suisses sont une excellente source
de protéines et sont relativement faibles en glucides. La

compote d'arbouses, si elle est sans sucres ajoutés, peut apporter une touche sucrée tout en maintenant un IG bas, car les arbouses ont un IG relativement bas.
- Suggestions : Si vous utilisez une compote prête à l'emploi, vérifiez l'étiquette pour s'assurer qu'il n'y a pas de sucres ajoutés. Vous pouvez aussi faire votre propre compote sans sucre.

Conclusion

Ce repas semble bien équilibré avec des protéines, des bonnes graisses et des glucides adaptés, tout en étant riche en légumes. Veillez simplement à contrôler les portions et à choisir des ingrédients sans sucre ajoutés pour rester véritablement dans une optique IG bas.
Cela devrait vous permettre de savourer votre repas en toute tranquillité ! Bon appétit !

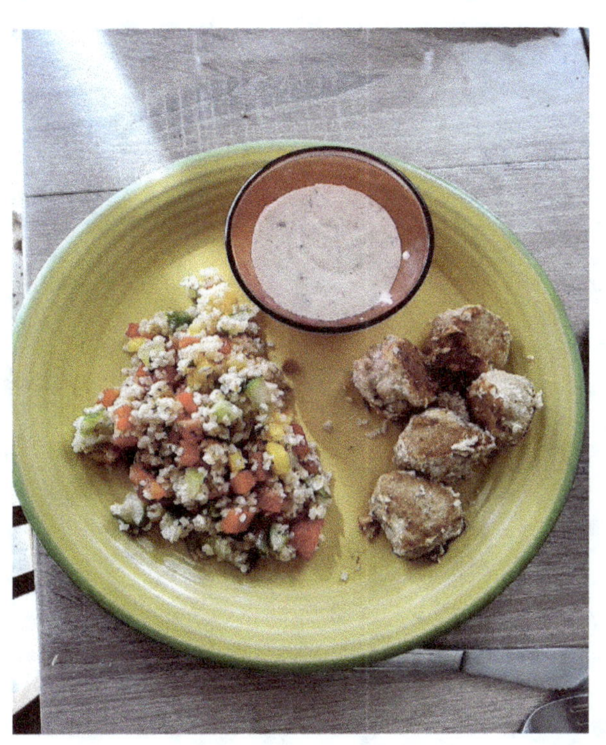